AF313044

UN CAS GRAVE DE PHTISIE

APPLICATION DE L'ANTISEPSIE PULMONAIRE

INJECTIONS SOUS-CUTANÉES D'EUCALYPTOL

ET

DES ANTISEPTIQUES TONIQUES

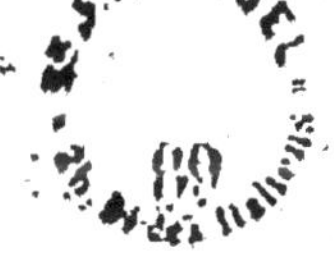

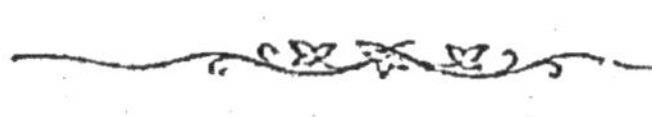

SCEAUX

IMPRIMERIE CHARAIRE ET FILS

—

1888

UN CAS GRAVE DE PHTISIE

APPLICATION DE L'ANTISEPSIE PULMONAIRE

INJECTIONS SOUS-CUTANÉES D'EUCALYPTOL

ET DES ANTISEPTIQUES TONIQUES

Consultation du Dr J. ROUSSEL

Paris, juillet 1887.

INDICATIONS FOURNIES PAR LE MÉDECIN TRAITANT ET PAR LA MÈRE.

Pas d'antécédents tuberculeux certains dans la famille. Le père était arthritique, il est mort du diabète. L'enfance et l'adolescence du sujet furent normales; à dix-huit ans il eut une fièvre typhoïde. A vingt ans il a pris un « chaud et froid » (pleurésie), pendant son volontariat, son « rhume négligé » ne s'est pas guéri. Il a 24 ans; il est grand, maigre, pâle, la voix voilée, les yeux agrandis, les cils, sourcils et cheveux allongés, les oreilles en volet, les ongles bombés violacés, Il est essoufflé de parler haut, de marcher vite, de monter deux étages. Il est depuis plusieurs mois confiné dans une chambre close, chauffée; il garde le lit de huit heures du soir à midi, ne dort qu'avec des sirops d'opium et se réveille baigné de sueur. Depuis deux ans, par ordonnances de divers consultants, il a pris tous les médicaments à la mode :

créosote, iodoforme, quinine, antipyrine, liqueur de Fowler, pilules de Dioscoride, peptones, poudres de viande, vins artificiels, etc., etc.; il n'en est résulté pour lui que des douleurs d'estomac, un manque absolu d'appétit, des diarrhées profuses, de fréquents vomissements après les deux repas ordinaires, en somme, une profonde misère physiologique et la perte de toute confiance en l'art de guérir.

Malgré vésicatoires et pointes de feu, il tousse de plus en plus, il a par jour plus de douze quintes de toux exténuante, surtout au lever et au coucher. Il crache environ un quart de litre de pus gris, vert ou jaune, avec de petits paquets plus durs, arrondis, et quantité de salive mousseuse ou de sérosité gluante. Il a eu de fortes hémoptysies et rend souvent des filets de sang vif, ou des crachats rouillés, parfois fétides.

Le microscope a découvert, dans ses expectorations, des cellules graisseuses, des hématies, des fibrilles pulmonaires, et de nombreux bacilles de Koch.

A l'auscultation, ses poumons présentent, à droite, matité étendue au sommet, gros râles sibilants, ronflants, humides, craquements et gargouillements sous la clavicule, avec souffle et tintements métalliques; — à gauche, râles fins, retentissement de la voix, expiration rude, prolongée.

Son cœur est fatigué, un peu irrégulier, rapide, 90 à 100 pulsations; sa température, très variable, monte souvent le soir à 38°,5 et 39°.

Le malade est entouré de sa mère, d'un frère, de deux sœurs, d'une fiancée et de nombreux amis.

Il a passé plusieurs hivers à voyager dans le Midi, il s'y portait moins bien qu'à Paris.

CONSULTATION.

Hygiène. — Ne pas songer de longtemps au mariage, qui serait une fatigue nuisible, n'aboutissant qu'à procréer des enfants tuberculeux et à contagionner une femme saine; ne baiser personne sur la bouche, ne pas laisser séjourner les jeunes gens dans sa chambre. Ne jamais cracher à terre, ni dans le jardin, ni dans l'appartement; user de crachoirs de porcelaine et de mouchoirs ou serviettes qui, chaque soir, seront mis à l'eau de lessive. Ne jamais avaler les crachats. Se rincer la bouche à l'eau camphrée le matin, avant de manger et après les grandes expectorations.

Vivre le plus constamment possible au soleil et en plein air, tenir progressivement les fenêtres ouvertes, même la nuit durant l'été, un store de mousseline violette, tendu, remplaçant le vitrage, les portes de la chambre fermées. S'il pleut, un feu clair dans la cheminée — pas de poêles, — ne fermer les fenêtres que tard, dans les nuits d'hiver. Il faut de l'air pur, et beaucoup, pour conserver la vitalité.

Le lit, sans rideaux, au milieu d'une grande chambre exposée au levant; — les premiers rayons du soleil réveillent favorablement l'organisme, la fraîcheur pure de l'air inspiré tonifie et préserve des sueurs morbides matinales.

Sur le lit, des linges de coton, une ou deux couvertures légères de laine douce, poilue, dite mérinos ou poil de chameau; en été, sur le drap, un simple tricot de laine mohair; un oreiller de crin ou de fougère; — pas de plumes sous la tête, pas d'édredon. Sur le sommier en toile métallique, un matelas de varech ou fougère perméable et un matelas de crin.

Le corps enveloppé d'une grande et large chemise d'étoffe tissée de laine et de plumes, dite duvetine, ou de tricot de laine Jæger; au col un léger foulard de soie; — tête nue — cheveux courts. Sur la table de lit, un Evaporateur à essence sèche d'eucalyptus, pour purifier les bronches, les fosses nasales, l'atmosphère; — un grand verre d'eau camphrée fraiche, pour assainir la bouche, la gorge et l'intestin; — une veilleuse, portant un grand pot à chocolat, à boire de nuit; — une boîte de pâte pectorale verte à l'eucalyptus.

Dans le crachoir et dans le vase, une couche mousseuse d'eau de savon Benois au Hg.Cy. (teint en violet à la façon allemande pour les antiseptiques forts), pour stériliser les expectorations — laver avec ce savon antiseptique la peau, les mains, les linges, les vases.

De jour, marcher en plein air, à des distances mesurées sur l'état du poumon, sans fatigue ni sueur; travailler de corps et d'esprit, sans efforts; — être vêtu de laine tricotée au travers de laquelle l'air circule; — par le brouillard et le grand froid, protéger la bouche sous un respirateur anglais, contenant un peu d'essence balsamique d'eucalyptus. Si possible, habiter l'été un versant de montagne, exposé au levant et au sud — pas au bord de la mer, pas dans les pays chauds.

Le type de l'habitation modèle pour le phtisique, est une chambre à coucher tout ouverte sur une large galerie abritée du nord, couverte par une grande serre vitrée de verre violet — la lumière violette a sur l'homme débile, sur les animaux, sur les plantes une merveilleuse action, sédative et vivifiante à la fois. — La serre fortement aérée par un ventilateur soufflant en été de l'air vif, puisé au nord, en hiver de l'air chauffé dans un spiral à eau, air parfumé d'une essence antiseptique. Un jet d'eau retombant en fine pluie, quelques plantes vertes balsamiques, une forte lumière électrique pour l'hiver et la nuit, une température constante, — pas de soucis d'affaires, pas d'influences extérieures, pas de poussières. Tous les malades se guériraient dans cette habitation, — avec l'antisepsie, l'hygiène et la discipline médicale.

Régime. Délivrer l'estomac de toutes drogues pharmaceutiques. — Aucun remède avalé, digéré, n'arrive aux poumons, tous offensent le tube digestif et nuisent à l'alimentation. — S'il ne peut se nourrir, le phtisique ne peut s'améliorer. — Pas d'aliments artificiels, de boissons composées, pas de peptones, pepsines, diastases, poudres de viande, vins médicaux, etc., qui achèvent de ruiner l'appétit, diminué par les remèdes inutiles. — Quitter la mauvaise coutume des deux seuls grands repas, compliqués, abondants, qui sont si souvent vomis non digérés, ou suivis de diarrhées.

A partir de 7 heures du matin, prendre très régulièrement à chaque deux heures, une petite portion des aliments qui plaisent, quelconques, à peu près dans l'ordre suivant :

A 7 heures. — Grand bol de panade, semoule, tapioca, arrow-root, sagou, etc., préparé au lait ou au bouillon.

A 9 heures. — Œuf coque ou sardine, jambon, etc., avec tartine de pain grillé couverte de beurre et de gros sel, un biscuit anglais, avec un verre de lait froid, salé, ou de petit-lait, ou coupé d'eau ferrugineuse des Huchers ou d'Orezza ou d'Evian.

A 11 heures. — Côtelette ou bifteck ou quart de poulet, viande froide, poisson, pain beurré salé, et un verre de bière brune, ou 50 grammes de viande crue râpée délayée dans un verre d'eau froide avec cognac et citron. Une petite tasse de café noir léger — ou de thé ou d'infusion de feuilles d'Eucalyptus.

A 2 heures. — Un fruit de saison, bien mûr, une orange, une confiture, un verre de lait avec un biscuit anglais. Un œuf dur avec beaucoup de sel.

A 4 heures. — Une sardine avec son huile sur du pain salé, un petit poisson fumé, du hareng saur ou mariné, un verre d'eau minérale ou 5o grammes de viande crue, dans un grog, une infusion, une sandwiche.

A 6 heures. — Au repas de famille, un potage, un peu de légumes, un fruit de saison, un verre de bière brune.

A 9 heures. — En se couchant, une tasse d'infusion chaude d'Eucalyptus ou du lait avec un biscuit.

Entre les repas. Inhalations de vapeurs sèches d'essence d'Eucalyptus. — Quelques morceaux de pâte pectorale verte à l'eucalyptus de Ruinaut. Quelques gorgées d'eau camphrée, pour l'antisepsie intestinale.

Pour faire plaisir au malade, lui offrir dans la matinée une cuillerée de liqueur d'absinthe, de magen-bitter, de madère ou de vermouth amer de Turin, dans un verre d'eau froide; dans l'après-midi une petite tasse de café noir léger. Peu de sucre, il cause une fermentation acide dans les estomacs irrités. Pas de vin pur : il fait tousser ou vomir; noyé d'eau, il n'a ni goût ni valeur; lui préférer la bière brune, l'eau simple ou ferrugineuse, avec un peu de cognac, de rhum, de wisky, d'arack, ou un peu de champagne frappé; en hiver dégourdir la bière, à la façon allemande, avec un fer rouge plongé dans le verre.

En somme, il doit toujours y avoir à la cuisine, en permanence, quelque chose d'appétissant, de varié, à offrir. — Insister pour que la ration soit avalée tout entière, même sans appétit; celui-ci, du reste, ne tardera pas à se réveiller, alors on se contentera d'augmenter un peu les portions, sans en donner deux à la fois et sans rapprocher les heures.

Pendant la nuit, à chaque fois qu'il se réveille, ou réguliè-rement à chaque heure s'il a de l'insomnie, le malade doit prendre une petite tasse de chocolat maintenu tiède sur la veilleuse, ou mieux, du cacao gras de son beurre naturel, sans sucre. — C'était une très grande erreur des fabricants, que de priver le cacao de son beurre, qui est un excellent eupeptique, un tonique doux. — Chaque tasse calme la gorge, arrête la toux et fait dormir.— Un grand litre de ce cacao, de quatre tablettes, au lait ou à l'eau, pris dans la nuit, se digère admirablement, sa légère amertume prépare l'appétit pour le matin.

Ces menus, qui semblent extravagants, pour une seule journée, sont cependant ceux qu'absorbent facilement bon nombre de malades, qui dépérissaient d'inanition avant d'accepter notre traitement.

Cette alimentation fractionnée, intensive mais simple, est, après les premiers jours d'étonnement, facilement digérée par l'estomac délivré des souffrances que lui imposaient les substances irritantes de la thérapeutique ordinaire. Aussi nos clients regagnent-ils tous les forces et l'embonpoint perdus; ils n'ont ni diarrhées, ni vomissements, ni fièvre, ni lipo-thymies; leur teint se colore et perd le facies gris, terreux, de la cachexie. Depuis cinq ans, nous en avons qui, incurables, avec un poumon perforé et l'autre atteint, travaillent ou circulent dans la rue, lentement mais longtemps, hauts en couleur et la tête droite; nul médecin ne les croirait malades s'il ne les auscultait ou n'assistait à l'une de leurs rares quintes de toux.

C'est l'antisepsie générale qui, délivrant tous les organes, des leucomaïnes, ptomaïnes, vibrions, ferments et résidus septiques, permet l'absorption, la digestion, et l'assimilation

fructueuse des aliments surabondants. — Nos malades
mangent, donc ils vivent, et leur organisme se soutient vigou-
reux en attendant que l'antisepsie pulmonaire ait eu le temps
d'impressionner, progressivement, chaque particule des poumons atteints, d'enrayer la pullulation des microbes, de
comburer et d'expulser les produits tuberculeux, de stériliser le terrain, jusqu'à la complète extinction du dernier
bacille.

Il serait cruel de réussir à faire manger et vivre les phtisiques si l'on ne parvenait à les désinfecter.

THÉRAPEUTIQUE

PRATIQUE DES INJECTIONS HYPODERMIQUES.

1. Pratiquer au matin une injection hypodermique d'un
gramme, une seringue pleine, de la solution huileuse,
végétale d'*Eucalyptol* à 1 pour 4, selon ma formule publiée
à l'Académie en 1886.

C'est l'antiseptique pulmonaire par excellence. — Sa
vapeur se dilate dans les poumons qu'elle remplit, puis elle
s'échappe par l'haleine; elle est tonique, astringente; elle
contracte les ulcérations vasculaires et cicatrise les plaies
hémoptoïques; elle diminue et tarit les expectorations puru
lentes. L'essence désinfecte le corps entier des émanations
fétides, intestinales, stomacales et pulmonaires. Elle apaise
la fièvre et supprime en peu de jours les sueurs nocturnes.

L'Eucalyptol réussit souvent à détruire le bacille de Koch,
et plus rapidement les autres microbes septiques.

Son indication est la phtisie pulmonaire.

2. Dans la journée, une injection hypodermique d'une
seringue de solution d'*arséniate de strychnine* à 1 pour

150, — c'est le meilleur tonique eupeptique et antiseptique général, — qui, circulant dans le sang, l'enrichit d'oxygène fixé, et détruit les ptomaïnes septiques, les ferments et particules désagrégées par la fièvre phymique; de même que dans les fièvres palustres et typhiques, il détruit les ferments putrides, telluriques ou autochtones. — Il surexcite l'appétit, l'influx nerveux et la vitalité générale.

Son indication est l'infection du sang, l'inanition, la misère physiologique.

3. Le soir, une injection hypodermique d'une seringue de solution de *spartéine sulfate* à 1 pour 15, excellent régulateur tonique du cœur fatigué par l'encombrement pulmonaire et par les secousses de toux. Il concourt à l'antisepsie par une diurèse éliminatrice, qui fait disparaître l'enflure, l'œdème et l'ascite. Il procure le sommeil, en calmant les palpitations, l'essoufflement et la toux. Après l'injection, le malade peut dormir étendu, au lieu de rester assis.

Son indication est la fatigue du cœur, la dyspnée et l'insomnie.

— Trois ou quatre fois dans la journée, aux heures où il avait l'habitude d'éprouver de violentes quintes de toux et particulièrement le soir après s'être couché, le malade doit inhaler les *vapeurs sèches* d'essence brute d'Eucalyptus produites dans l'*évaporateur*. Ces vapeurs balsamiques, sans vapeur d'eau, font cesser le picotement de la gorge, cause des quintes de toux. Elles coopèrent à l'antisepsie de la bouche, du nez et du larynx. L'inhalation du soir prédispose au sommeil — au besoin on la répète pendant la nuit.

Mettre de l'eau bouillante dans le vase de métal et de l'essence sur le gros sable contenu dans le tube de verre. Placer l'évaporateur sur la table ou sur l'oreiller, à 0m30 au-dessous du nez, la cheminée à vapeur d'eau tournée en dehors loin de la bouche. Respirer, sans efforts, la vapeur d'essence sèche, pendant 10 minutes.

Ces vapeurs antiseptiques purifient l'air de la chambre.

Dans les cas graves, les injections des trois médicaments sont nécessaires, chaque jour, pendant deux semaines. Puis deux seules suffisent, eucalyptol et arsenic ou eucalyptol et spartéine, selon le cas. On peut alors les faire en même temps à l'heure la plus propice, l'une en haut de la hanche, près de la ceinture, l'autre plus bas au milieu de la fesse. Cela pendant deux semaines encore.

On continue, pendant tout le second mois, une injection d'eucalyptol chaque jour et, selon les indications, quelques injections plus rares d'arsenic ou de spartéine.

Après ces deux mois, on accorde dix jours de repos. — Puis on recommence l'usage de l'eucalyptol, n'employant les autres agents que si besoin est, et l'on persévère jusqu'à la fin du troisième mois, à deux ou trois injections par semaine seulement. Pendant le quatrième mois les injections se feront de plus en plus rares, et presque au choix du convalescent, qui discernera très bien celle qui va lui être utile.

De cette esquisse d'un traitement sévère, le médecin peut inférer les latitudes à accorder dans les cas moins graves, et les minuties utiles dans les cas désespérés.

Nous n'ordonnons jamais aucune médication par la bouche : nulle n'a d'action sur le poumon.

L'antisepsie intestinale a seule quelque valeur contre les

dyspepsies, gastralgies, coliques, diarrhées et vomissements. Ces lésions, engendrées par les médicaments irritants, infectées par les microbes émigrés du poumon ou apportés par les crachats avalés, causent l'inanition et la déchéance qui diminuent de plus de moitié le temps de survie des phtisiques.

Le *camphre* simple est le meilleur purificateur intestinal, ses effets antispasmodiques et anaphrodisiaques sont des plus utiles; nous le conseillons sous la forme d'alcoolat à 90° dit de Rubini, gouttes préférées des Anglais ; ou sous la forme française d'hydrolat, saturé à 8 % dit camphor, ingéré par petits verres, et employé en gargarismes.

Cet antiseptique uni à l'infusiou de feuilles d'Eucalyptus purifie bien vite l'intestin; et l'alimentation fractionnée supprime bientôt vomissements et diarrhées.

Nous n'appliquons jamais aucun révulsif, vésicatoire, pointes de feu, cautères; nous n'en saisissons pas les indications quand la phtisie est confirmée, — nous ne comprenons pas ce que des brûlures à la peau du thorax peuvent faire à une caverne creusée au profond du poumon et pleine de microbes, — nous en avons très souvent constaté les désastreux effets traumatiques, perturbateurs et fébriles. — Quand la phtisie commençante en est aux signes rationnels, ans bruits pathologiques, nous ne saurions en quelle place appliquer les topiques externes. Quand la maladie arrive a phase d'induration microbienne, nous n'avons que peu de confiance en ces révulsifs, à peine utiles contre une lésion inflammatoire simple.

Nous croyons devoir nous élever contre les lavements gazeux sulfo-carboniques et les inhalations fluorhydriques et sulfureuses. Des uns, sont résultées des entérites mor-

telles; les autres ont produit des pneumonies et des hémoptysies terribles. C'est de ces procédés que l'on a eu le droit
de dire : « Ils tueront le malade longtemps avant le microbe. »

Il fallait chercher et trouver une médication antiseptique,
toujours et certainement inoffensive au malade, très souvent
efficace contre la maladie. Nous l'avons cherchée et trouvée.

Nous étions fier d'avoir pu offrir aux blessés exsangues
notre méthode de *transfusion* directe du *sang vivant*, aujour-
d'hui réglementaire dans l'armée ; nous le sommes autant
d'avoir donné aux hôpitaux, pour les phtisiques, notre eucalyptol et le mode de solution huileuse, injectable, des antiseptiques. Il y eut des plagiats — des gens veulent aller plus
vite en huit jours que l'inventeur en quatre ans. — Il y eut
des contrefaçons, mal imitées, avec de la vaseline de pétrole,
minérale, inassimilable, ou avec des essences vertes, caus-
tiques qui, par de nombreux accidents, ont désolé malades
et médecins abusés ; mais l'Eucalyptus est une plante si par-
faite que, même mal préparé et douloureux, le remède eut
encore quelques succès.

C'est tels que nous les avons formulés à l'Académie en
1886, que les essences antiseptiques, balsamiques, les sels
toniques, les alcaloïdes fébrifuges et cardiaques sont de bons
médicaments. La méthode *hypodermique* aseptique nous a
paru être leur seul mode scientifique d'administration pré-
cise ; l'expérimentation et la pratique nous ont donné raison.

L'injection sous-cutanée libère l'estomac des corvées
offensantes que lui impose la pharmacopée allopathique ; elle
porte dans le sang le remède qui, aux doses les plus mi-

nimes, agit avec la plus grande puissance, car il ne subit ni digestion décomposante, ni élimination en masse.

S'il est bien choisi, le remède injecté se porte très vite et de lui-même à l'organe malade auquel il est adressé. C'est ainsi que nous envoyons l'eucalyptol au poumon, le thérébentol au rein, le camphre à l'intestin, l'arsenic et le fer aux globules sanguins, le paraldéhyde, la strychnine ou la spartéine aux vaso-moteurs, aux plexus solaire et cardiaque ; la pilocarpine aux glandes salivaires et bronchiques, etc., etc.

Nos solutions injectables sont toutes indolores, inoffensives à la peau, — elles sont titrées pour être actives, sans accidents ni erreurs possibles ; — la seringue pleine (un centimètre cube), est la dose moyenne pour l'adulte, une demi-seringue pour l'enfant.

Notre seringue est de la forme Pravaz, mais nous l'avons construite en *celluloïd* aseptique, inaltérable et inaltérant, elle est transparente en entier, ce qui assure sa propreté interne, — pas de métal oxydable, pas de mastic qui se dissolve, pas de coins obscurs, nids à poussière, — pas de mélange entre les solutions, chacune a son flacon, sa seringue et son aiguille, marqués d'une couleur spéciale, rouge pour spartéine, blanc pour arsenic, jaune pour eucalyptol. Nos aiguilles sont très fines et très longues, car il faut porter le liquide bien loin de la piqûre d'entrée, pour éviter tout contact douloureux à la peau.

Depuis 1863 que nous pratiquons les injections (voir notre thèse de doctorat de Paris), notre lieu d'élection est le côté de la hanche, en arrière du trochanter : nous ne piquons la cuisse ou le ventre que pour enseigner au malade à s'injecter lui-même; jamais nous ne piquons les bras.

Nous faisons souvent 60 et 70 injections en un mois, à la même fesse, sans la moindre lésion. Quand nous avons deux injections à pratiquer dans la même séance, nous faisons l'une plus haut, sous la crête iliaque, l'autre plus bas, sous le trochanter.

Pour l'injection, il faut, selon le dessin ci-contre, soulever un grand pli du derme tout entier, plonger d'un coup toute l'aiguille à la base du pli, parallèlement aux muscles,

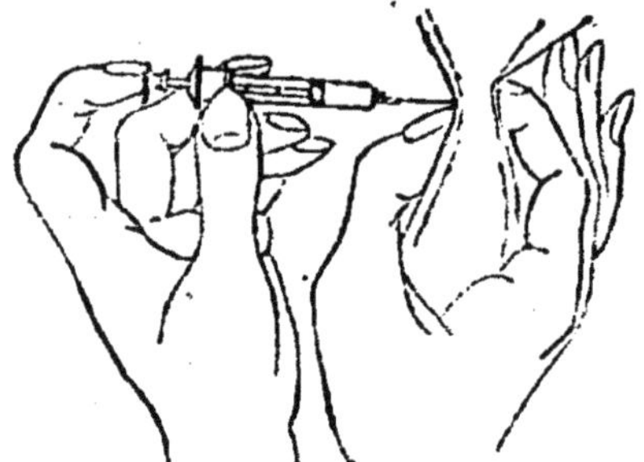

lacher le pli, répandre le liquide à la surface de l'aponévrose couverte des vaisseaux absorbants, retirer l'aiguille rapidement en posant le doigt sur la piqûre, masser et frictionner pour étaler la solution.

Il est prudent de ne pas puiser les liquides à même dans leur flacon d'origine, car la solution pourrait s'évaporer ou être salie; il faut, pour l'usage journalier, placer le liquide dans le tube de celluloïd de la couleur correspondant à la seringue. Ce tube-flacon, contenant huit doses, est fermé d'un double bouchage, avec un petit trou où s'adapte le bec de la seringue que l'on remplit par aspiration sur le tube renversé, mais sans ouvrir le grand bouchon.

Le celluloïd, composé de fulmicoton et de camphre, assure par ses émanations camphrées l'asepsie de la solution et empêche la naissance des algues ou conferves, qui altèrent si vite les solutions contenues dans des flacons de verre. — Le celluloïd est incassable; la trousse pleine, étant jetée à terre, rien ne peut s'y briser.

On conserve les aiguilles polies en les frottant au besoin

avec cette gomme de caoutchouc gris, dur, employée à effacer l'encre. On affûte la pointe sur une pierre du Levant.

Pour conduire à bien la suite de ce traitement assidu mais simple, il suffit d'obtenir du malade crédit de sa confiance pour la première semaine. En ces huit jours il s'accoutume aux piqûres, qu'il ne sent à peu près plus, si elles sont bien opérées ; il a dans la bouche le goût apéritif et l'odeur agréable, rafraîchissante de l'eucalyptol. Déjà il ne crache plus de sang, il sue moins, il mange et dort mieux. Il a pris confiance en une guérison possible, probable ; il ne demande plus à changer de médication, il accepte les séries nécessaires d'injections sous-cutanées, il se soumet au régime, à l'hygiène, à la discipline indispensables.

Après le premier mois, la cure est commencée ; l'amélioration est très notable, la toux bien plus rare, sans quintes ; pas de fièvre, pas de sueur, pas de diarrhée, pas de souffrance. L'appétit, les forces, l'embonpoint, le désir de guérir s'accroissent rapidement.

Les signes stéthoscopiques se sont beaucoup modifiés ; il n'y a plus de râles crépitants humides, moins de gargouillements dans les cavernes, moins d'endroits obscurs et de surfaces mates ; la respiration a gagné en étendue et en régularité, le cœur s'est totalement apaisé.

Les crachats moins gris, moins verts, ne font plus, en volume, que le quart de leur précédente quantité.

Pendant le second mois, le progrès continue rapide, local et général. La confiance est assurée, complète.

Au troisième mois, souvent le microscope ne trouve plus de bacilles, les phénomènes morbides les plus marqués dans le poumon et dans le corps entier, ayant disparu, le progrès paraît moins sensible. — Le convalescent, qui a repris ses forces et son poids presque total, ne peut en gagner beaucoup plus. Ayant réparé les désordres causés par l'inanition, il a cessé l'alimentation fractionnée, dont la minutie devient lassante. Il ne tousse qu'une ou deux fois, au lever et au coucher ; il crache très peu ; son poumon ne présente plus qu'un souffle sec dans la caverne en cicatrisation. Les ongles hippocratiques sont redevenus plats.

A ce moment, le client devient parfois impatient : ne sachant d'où il revient (car on lui a caché le voisinage de la mort), il ne pense qu'à ce qui lui reste de santé à recouvrer, et il voudrait y arriver plus vite encore. Il oublie que aucun des nombreux traitements, appliqués depuis plusieurs années, n'a enrayé la marche progressive de sa maladie et que depuis trois mois seulement il tend à la guérison.

Alors le médecin doit lui faire comprendre que le tissu pulmonaire détruit ne se reproduit pas aussi vite que la graisse sur les joues ; que si l'épine est extraite, le trou qu'elle a creusé persiste encore ; puis que *in caudá venenum*, car quelque colonie de microbes pourrait bien rester cachée, faisant la morte, dans quelque recoin des anfractuosités précédemment infectées, que ces bacilles pourraient bien se réveiller et repartir en guerre, s'ils retrouvent un terrain propice à l'envahissement et non défendu par l'antisepsie trop tôt supprimée.

A tout prix il faut obtenir du malade de la persévérance et montrer soi-même une persistance à toute épreuve. Le but est proche, il faut l'atteindre et continuer malgré les paroles jalouses des confrères, malgré les mots « mauvais » des com-

mères qui ne peuvent admettre que l'on soigne une poitrine
« en piquant la fesse », et sans « changement d'air », sans
pilules, ni potions, ni tisanes.

Dans les cas plus simples, le médecin pratique lui-même
les piqûres pendant la première semaine, puis il enseigne
la facile exécution de l'injection à un membre de la famille,
ou au malade lui-même qui apprend bien vite à se piquer
au côté de la cuisse ou sur la paroi du ventre, loin des
veines visibles. Le médecin vient alors, deux ou trois
fois par mois, donner ses indications, peu variables du
reste.

Ainsi traité, le phtisique, même à la troisième période
des cavernes suppurantes, guérira souvent, en un an d'antisepsie, et les bacilles de Koch disparaîtront, sans retour, de
ses crachats; ou bien il survivra de longues années, apte à un
travail modéré, porteur d'une lésion très atténuée, chronique,
sans aggravations. Nous avons, bien vivants, depuis cinq ans,
des « incurables » auxquels on n'avait donné qu'une semaine
à vivre.

Le malade à la seconde période guérira sept fois sur dix,
surtout s'il est un adulte contagionné. Nous en avons près
de trente.

La phtisie commençante, à la période d'induration, infil-
tration et premières hémoptysies, guérirait presque à coup
sûr si elle était fidèlement traitée. Mais là est une difficulté
fréquente. Sous prétexte de « ne pas les frapper », on a
le tort de cacher aux tuberculeux commençants et à leurs
familles, la gravité fatale du pronostic de leur « bronchite »,
de leur « rhume prolongé ». N'étant pas avertis, ils ne veulent

pas s'astreindre à des précautions constantes et à un traitement sévère, pour un mal qui paraît si léger.

Le sujet menacé pourrait pourtant et bien facilement se préserver en se faisant deux ou trois piqûres d'eucalyptol par semaine.

On attend, on refuse de croire, on se marie, on fait des enfants malades, condamnés, le microbe pullule même chez les voisins et colonise profondément dans toute la famille, et quand on réclame enfin des soins sérieux, il est souvent *trop tard.*

Il y a cinquante ans, la tuberculose, rare encore dans les villes, était inconnue dans les campagnes; aujourd'hui près de la moitié de la population totale y succombe.

La progression des tuberculeux a sauté de cent à dix mille. Chaque poitrinaire crache des microbes pendant trois ans et contagionne plus de cent personnes. Dans cent ans les Français valides seront rares, et par leur faute, et sans guerre.

Finis Galliæ.

Les phtisiques ont colporté la contagion partout; leurs crachats ont semé les microbes dans les meubles, dans les maisons, les voitures, les casernes, les collèges, les églises, les théâtres. Les rues en sont pleines et aussi les campagnes et même les alpages trop hospitaliers aux malades.

Les volailles, les lapins, les vaches et même le bœuf gras de Pâques sont tuberculeux. A Paris, le lait tue d'athrepsie tuberculeuse la moitié des enfants, parce que le biberon économique a remplacé le sein de la femme et que le père ne gagne pas assez pour faire vivre la famille sans le travail de la mère.

Pour que l'alimentation soit abondante et saine, les villes devraient recevoir tous les comestibles sans impôts et sans frais de transport. Pour que les poitrinaires n'infectent pas le pays, ils devraient tous être reçus dans des établissements spéciaux ; tandis qu'au contraire on leur ferme la porte des hôpitaux encombrés et l'on impose l'air et la nourriture plus que le luxe. Pour que l'hérédité n'éternise pas le fléau en le centuplant, le mariage devrait être précédé d'une visite sanitaire ; mais on se renseigne chez le notaire, jamais chez le médecin.

L'antisepsie préventive, collective, exigerait des soins auxquels s'opposent tous nos préjugés, toutes nos habitudes personnelles, tous nos usages sociaux.

Toute précaution préventive est donc inutile ; c'est une illusion que d'essayer d'échapper au contact du microbe, on ne peut que résister à son attaque.

La seule résistance efficace est de présenter au microbe un terrain dans lequel il ne puisse s'implanter ni pulluler Toute tare de naissance, toute maladie, toute usure par excès de débauche, de travaux, de soucis, sont des portes d'entrée qu'il faut lui fermer. Et s'il est entré, il faut, sous peine de mort, s'opposer à sa colonisation profonde.

L'antisepsie individuelle a seule cette valeur, par elle la phtisie tuberculeuse peut être évitée et guérie.

RÉSUMÉ DE L'ORDONNANCE

Pas de médicaments. Nourriture fractionnée, chaque deux heures. Cacao gras de Fourey pour la nuit.

Ventilation permanente. Soleil. Température égale. Repos. Chemisé de nuit en laine duvet. Habit en tricot Jaeger.

Vaporisations d'essence sèche d'Eucalyptus. Pâte pectorale verte d'Eucalyptus de Ruinaut, pour l'antisepsie de la bouche.

Hydrolat de camphre de Mousnier, infusion de feuilles larges sèches d'Eucalyptus, pour l'antisepsie de l'intestin.

Pour l'antisepsie pulmonaire : injections sous-cutanées, pendant trois mois, d'Eucalyptol végétal injectable de Roussel.

Spartéine injectable. Arséniate de strychnine injectable ; plus tard, quelques injections de phosphates, de chlorures, de fer, etc.

SCEAUX. — IMP. CHARAIRE ET FILS

www.ingramcontent.com/pod-product-compliance
Ingram Content Group UK Ltd.
Pitfield, Milton Keynes, MK11 3LW, UK
UKHW021642130726
13696UKWH00005B/2346